BEI GRIN MACHT SICH IHR
WISSEN BEZAHLT

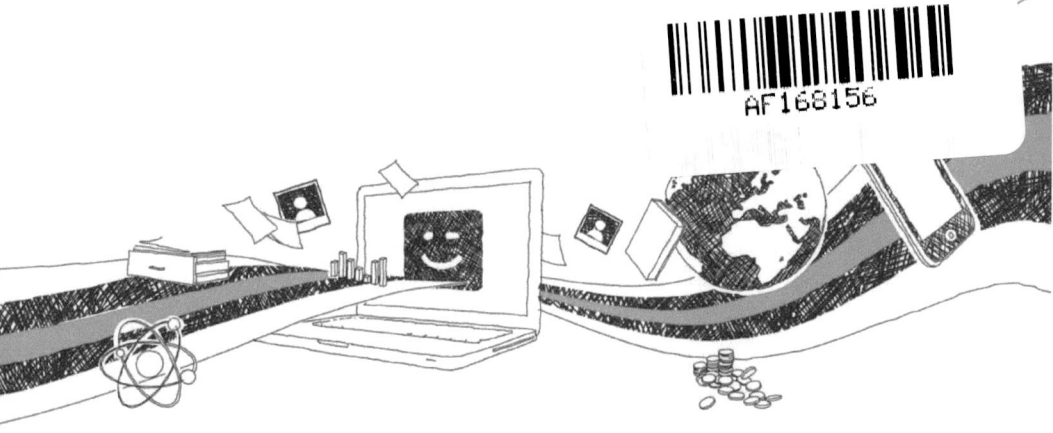

- Wir veröffentlichen Ihre Hausarbeit,
  Bachelor- und Masterarbeit

- Ihr eigenes eBook und Buch -
  weltweit in allen wichtigen Shops

- Verdienen Sie an jedem Verkauf

Jetzt bei www.GRIN.com hochladen
und kostenlos publizieren

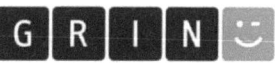

Bibliografische Information der Deutschen Nationalbibliothek:

Die Deutsche Bibliothek verzeichnet diese Publikation in der Deutschen National-
bibliografie; detaillierte bibliografische Daten sind im Internet über http://dnb.d-
nb.de/ abrufbar.

Impressum:

Copyright © 2016 GRIN Verlag, Open Publishing GmbH
Druck und Bindung: Books on Demand GmbH, Norderstedt Germany
ISBN: 9783668246188

Dieses Buch bei GRIN:

http://www.grin.com/de/e-book/334486/die-wirksamkeit-aetherischer-oele-bei-
postoperativer-oder-durch-chemotherapie

Monika Cirlea

Die Wirksamkeit ätherischer Öle bei postoperativer oder durch Chemotherapie bedingte Übelkeit

Studienergebnisse über die Anwendung ätherischer Öle

GRIN Verlag

GRIN - Your knowledge has value

Der GRIN Verlag publiziert seit 1998 wissenschaftliche Arbeiten von Studenten, Hochschullehrern und anderen Akademikern als eBook und gedrucktes Buch. Die Verlagswebsite www.grin.com ist die ideale Plattform zur Veröffentlichung von Hausarbeiten, Abschlussarbeiten, wissenschaftlichen Aufsätzen, Dissertationen und Fachbüchern.

Besuchen Sie uns im Internet:

http://www.grin.com/

http://www.facebook.com/grincom

http://www.twitter.com/grin_com

Die Wirksamkeit ätherischer Öle bei postoperativ oder Chemotherapie bedingter Übelkeit

Studienergebnisse über die Anwendung ätherischer Öle

Akademische Abschlussarbeit

Universitätslehrgang Komplementäre Gesundheitspflege 05

Department für Gesundheitswissenschaften und Biomedizin

an der Donau-Universität Krems

Krems, 7.4.2016

Kurzfassung

2012 sind in Österreich 39.014 Menschen an Krebs erkrankt.[1] Meist sind Operationen, Chemotherapie und/oder Strahlentherapie notwendig. In dieser Arbeit geht es um die Wirksamkeit ätherischer Öle bei postoperativ, oder Chemotherapie bedingter Übelkeit, da Übelkeit und Erbrechen zu den häufigsten und unangenehmsten Nebenwirkungen einer Narkose und Chemotherapie zählen.[2] Eine systematische Literaturrecherche in den Datenbanken Ovid, Cochrane Library und PubMed wurde durchgeführt und in elektronischen Zeitschriften nach entsprechenden Studien in deutscher und englischer Sprache gesucht. Der Bewertungsbogen für Interventionsstudien nach Behrens & Langer hinsichtlich ihrer Glaubwürdigkeit, Aussagekraft und Anwendbarkeit wurde für die Bewertung der Studien verwendet.[3] 8 Studien mit der Anwendung ätherischer Öle bei Übelkeit, zwischen 2005 und 2015 veröffentlicht, wurden gefunden. Die Anwendungsformen, die Stichprobengröße und die Ergebnisse sind sehr unterschiedlich. Studien berichten einerseits über die Wirksamkeit ätherischer Öle bei Übelkeit, andererseits führen Studien die Ergebnisse auf andere Effekte zurück, wie zum Beispiel auf tiefes Einatmen, oder konnten keinen positiven Effekt nachweisen. Gemäß Steflitsch kann Aromatherapie und Aromapflege die unerwünschten Nebenwirkungen onkologischer Interventionen mildern und die Lebensqualität erhöhen.[4]

Zu Beginn dieser Arbeit wird die Epidemiologie der Krebserkrankungen in Österreich dargestellt, das Symptom der Übelkeit beschrieben und die Aromapflege von der Aromatherapie differenziert. Es folgt Grundlegendes zu ätherischen Ölen und deren Anwendung, Kriterien für die Qualität ätherischer Öle, Dosierung und Gegenanzeigen bzw. Wechselwirkungen werden gezeigt. Ätherische Öle gegen Übelkeit und Erbrechen werden beschrieben und mit Studienergebnissen gestützt. Am Schluss folgt die Diskussion des Themas.

---

[1] vgl. Hackl, 2016, S. 10
[2] vgl. Wabner et al, 2012, S. 491
[3] vgl. Behrens & Langer 2010
[4] vgl. Steflitsch In: Steflitsch et al, 2013, S. 247

Inhaltsverzeichnis

Tabellenverzeichnis

Abkürzungsverzeichnis

CAM   (complementary and alternative medicine) komplementäre und alternative Medizin

CIN   (chemotherapy induced nausea) Chemotherapie induzierte Übelkeit

CINV   (chemotherapy induced nausea and vomiting) Chemotherapie induzierte Übelkeit und Erbrechen

HEC   (high emetogenic chemotherapy) hohe emetogene Chemotherapie

MEC   (moderate emetogenic chemotherapy) mäßig emetogene Chemotherapie

PON   (postoperative nausea) postoperative Übelkeit

PONV   (postoperative nausea and vomiting) postoperative Übelkeit und Erbrechen

RCT   (randomised controlled trial) randomisiert kontrollierte Studie

RINV   (radiotherapy induced nausea and vomiting) Strahlentherapie induzierte Übelkeit und Erbrechen

VAS   (Visual Analogue Scale) Skala zum Einschätzen von Übelkeit

Einleitung

Krebs ist in Österreich nach Herz-Kreislauf-Erkrankungen die zweithäufigste Todesursache. Herz-Kreislauf-Erkrankungen und Krebs waren 2014 für 68,5 % aller Sterbefälle verantwortlich. 2012 erkrankten in Österreich 39.014 Menschen an Krebs.[5]

Der Fokus dieser Arbeit ist das Symptom der Übelkeit, da laut Steflitsch 24 % bis 75 % der Betroffenen die eine Chemotherapie erhalten, bereits aufgrund ihrer Vorahnung und Erinnerungen Tage vor Beginn eines neuen Zyklus, über Übelkeit berichten.[6] Übelkeit und Erbrechen zählen zu den häufigsten und unangenehmsten Nebenwirkungen einer Chemotherapie. Die Betroffenen sind in der Lebensqualität und Ernährungslage beeinträchtigt. Ätherische Öle wirken direkt auf den Gastrointestinal Trakt und auf das ZNS.[7] Gesundheits- und Krankenpflegepersonen ist es möglich, im klinischen Alltag präventiv mit der Aromapflege das Wohlbefinden der Betroffenen zu fördern. Durch professionelle Beratungen können unter anderem Tipps für eine Raumbeduftung für zu Hause gegeben werden. Durch Arzt/Ärztin Anordnung, im mitverantwortlichen Tätigkeitsbereich, kann eine Verbesserung der Symptome durch Aromatherapie erzielt werden. Es gibt Studien die die Wirksamkeit ätherischer Öle betreffend Übelkeit zeigen. Lernen mehr Personen, die im Gesundheitswesen arbeiten, diese Studien kennen, können die ätherischen Öle präventiv besser angewandt werden. Es sind Grundkenntnisse über ätherische Öle, Dosierung, Wirkweise, Nebenwirkungen und Kontraindikationen notwendig, um die Aromapflege richtig anzuwenden.

Ziel dieser Arbeit ist es zu zeigen, welche ätherischen Öle bei Übelkeit eingesetzt werden können. Diese Arbeit soll die Neugierde von Pflegepersonen, Betroffenen und Angehörigen an der Wirksamkeit ätherischer Öle in der Onkologie wecken und erste Informationen für deren Anwendung liefern. Es werden aktuelle Studien kurz zusammengefasst und analysiert. Wesentliche Frage ist, welche ätherischen Öle bzw. welche Aromaanwendungen in der Aromapflege gegen Übelkeit eingesetzt werden können.

---

[5] vgl. Baldaszti, 2014, S. 44
[6] vgl. Steflitsch In: Steflitsch et al, 2013, S. 255
[7] vgl. Wabner et al, 2012, S. 491

Methodik in der Datenerhebung bzw. –auswertung

Es wird eine systematische Literaturrecherche über das digiBib Portal der Donau-Universität Krems in den Datenbanken, Ovid, Cochrane Library, PubMed und in elektronischen Zeitschriften des Fachgebietes Medizin und Krankenpflege durchgeführt. Bücher betreffend Onkologie und Aromapflege werden gelesen. Die Literatursuche und -bewertung wird nach Kleibel durchgeführt, das heißt es werden die formale und inhaltliche Qualität bewertet. Im Oktober und Dezember 2015 und Februar 2016 fand die Literatursuche statt. Artikel in deutscher und englischer Sprache, veröffentlicht seit 2005 wurden eingeschlossen. Bei PubMed wurden die meisten Treffer erzielt. Bei der Literatursuche wurden folgende Schlüsselwörter, unter Verwendung von Bool´schen Operatoren verwendet[8]:

Search	Query	Items found
#41	Search aromatherapy AND nausea Sort by: Relevance	42
#8	Search (Ginger OR orange OR peppermint OR cardamon OR mentha* AND nausea OR vomit* NOT pregnan*) Sort by: Relevance Filters: Clinical Trial; Free full text; published in the last 10 years	1374
#7	Search (essential oil* AND postoperative OR chemotherap* AND nausea OR vomit*) Sort by: Relevance Filters: Clinical Trial; Free full text; published in the last 10 years	1766
#26	Search (phytotherapy AND nausea) Sort by: Relevance Filters: Free full text; published in the last 10 years	28
#18	Search aroma therapy AND nausea NOT pregnanc* Sort by: Relevance Filters: Free full text; published in the last 10 years	6
#19	Search essential oil* AND nausea NOT pregnanc* Sort by: Relevance Filters: Free full text; published in the last 10 years	8

Tabelle 1 Pubmedsuche

Das PICO-Schema wurde als Kriterium zur Auswahl der wissenschaftlichen Artikel herangezogen[9]:

	Einschränkungen	Einschlusskriterien	Ausschlusskriterien
Inhalt	P Population	Erwachsene mit Übelkeit und/oder Erbrechen	Kinder, Schwangere
	I Wirkvariable	Aromatherapie/Aromapflege Wirkung bei Übelkeit	andere komplementäre Methoden
	C Kontrollvariable	Placebo, Standardpflege, Kontrollgruppe	
	O Ergebnisvariable	Wohlbefinden, Vorbeugung v. Übelkeit	
Form	Publikationsart	RCT, wissenschaftliche Arbeiten	graue Literatur
	Zeitraum	2005-2016	vor 2005
	Sprache	deutsch und englisch	
	Kulturraum	keine Einschränkung	

Tabelle 2 PICO-Schema

---

[8] vgl. Kleibel, 2011, S. 33ff, 115ff, 180
[9] vgl. Kleibel, 2011, S. 151

Durch Berrypicking-Methode[10] werden weitere relevante Artikel gefunden. Zur Beurteilung der Qualität der gefundenen wissenschaftlichen Arbeiten, wird der Bewertungsbogen von Behrens & Langer verwendet.[11]

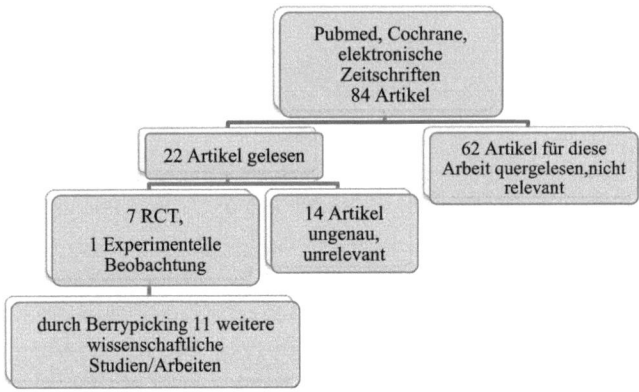

Tabelle 3 Literaturrecherche

1   Epidemiologie der Krebserkrankungen

In Österreich wurden laut Statistik Austria im Jahr 2012 bei 39.014 Menschen Krebsneuer-krankungen dokumentiert, davon 20.172 bei Männern und 18.842 bei Frauen. Bei 10.673 Männern und 9.505 Frauen führte eine Krebserkrankung im Jahr 2012 zum Tod. Die häufigste Krebserkrankung bei Männern ist seit 1994 Prostatakrebs, bei Frauen Brustkrebs.[12] Zum Jah-resende 2012 lebten in Österreich von den rund 8,4 Millionen etwa 315.000 Personen mit der Diagnose Krebs.[13]

Im Vergleich dazu wurden 2012 weltweit die an Krebs erkrankten auf 14,1 Millionen Men-schen geschätzt, davon 7,4 Millionen Männer und 6,7 Millionen Frauen. An den ersten beiden Stellen von neu diagnostizierten Erkrankungen ist der Lungen-, und Brustkrebs.[14]

[10] vgl. Kleibel, 2011, S. 65
[11] vgl. Behrens & Langer 2010
[12] vgl. Baldaszti, 2014, S. 44
[13] vgl. Hackl, 2016, S. 10-13
[14] vgl. WCRF, World Cancer Research Fund International

Gemäß Hübner haben Betroffene von Tumorerkrankungen grundlegende Bedürfnisse, wie zum Beispiel als Mensch, mit einer Erkrankung und nicht als Erkrankung an sich wahrgenommen zu werden. In der Welt der Onkologie vermissen die Betroffenen Ruhe, Geborgenheit und Zuwendung.[15] Nun zur Diagnose und Therapie eines Karzinoms.

2 Diagnose und Therapie des Karzinoms

Die Aussage des 10-jährigen leukämiekranken Oskar zeigt die Hilflosigkeit seiner Freunde und seiner Familie, wenn es um seine Erkrankung geht: „Sie fürchten sich vor mir. Sie trauen sich nicht, mit mir zu reden. Und je weniger sie sich trauen, umso mehr komme ich mir wie ein Monster vor. Warum jage ich ihnen solche Angst ein? Bin ich so hässlich? Stinke ich? Bin ich blöd geworden, ohne es zu merken?" „Sie haben keine Angst vor dir, Oskar. Sie haben Angst vor der Krankheit."[16]

Mit dem Erhalt der Krebsdiagnose können zum Beispiel Schock, Erstarrung, Ablehnung, Panik, Wut und Resignation auftreten. Aufgabe der Pflegepersonen und der Ärzte/Ärztinnen ist eine positive Vorgehensweise, um den Betroffenen durch Zuhören und Eingehen auf die Befürchtungen zu motivieren.[17]

Das Krebsrahmenprogramm Österreich beschreibt als Ziel der Krebsbehandlung, ein möglichst langes Leben der Betroffenen bzw. dessen Verlängerung in bestmöglicher Lebensqualität, Symptomfreiheit, Selbständigkeit, sozial und falls möglich, beruflich integriert zu sein. Es wird in die Teilziele Prävention, Diagnose, Behandlung, Forschung, Psychoonkologie, Palliativ- und Hospizversorgung und Onkologische Rehabilitation unterteilt.[18]

Es gibt mehrere Säulen der Tumortherapie. Die Operation, Strahlen- und Chemotherapie, gezielte Immuntherapie, Antikörpertherapien und sogenannte „targeted therapy", oder die Therapie mit „small molecules", bei den Rezeptoren und Moleküle in Signalkaskaden gehemmt werden.[19]

---

[15] vgl. Hübner, 2012, S. V
[16] vgl. Amman, 2003, S. 85 zit. n.: Pleyer et al, 2012, V,
[17] vgl. Longmore et al, 2014, S. 522
[18] vgl. Arrouas et al, 2014, S. 26, S. 8
[19] vgl. Hübner, 2012, S. 7f.

Zu den häufigsten und unangenehmsten Nebenwirkungen einer Chemotherapie zählen Übelkeit und Erbrechen.[20] Bereits aufgrund Vorahnung und Erinnerung berichten 24 % bis 75 % der Patient/inn/en mit Chemotherapie, Tage vor Beginn eines neuen Chemotherapie-Zyklus über Übelkeit.[21] Zunächst Einzelheiten zur Übelkeit.

3 Das Symptom der Übelkeit

Steflitsch beschreibt Übelkeit als unangenehmes Gefühl, sich erbrechen zu müssen und definiert Erbrechen als kraftvolles Auswerfen von Mageninhalt, welches durch unwillkürliche Kontraktion der Abdominal-Muskulatur hervorgerufen wird. Übelkeit und Erbrechen werden vom Brechzentrum im Gehirn beeinflusst. Unter den vielen Ursachen, können unter anderem Bestrahlungstherapie, Medikamententoxizität, Karzinome, Ursachen im zentralen Nervensystem, erhöhter intrakranialer Druck, Stimulation des vestibulären Zentrums, Schmerz, Meningitis
oder Hirntrauma, Auslöser sein.[22]

Die Krebserkrankung und die Behandlungsmethoden, wie die Operation und die Strahlen- und Chemotherapie, verursachen schwere Nebenwirkungen. Die häufigsten sind Übelkeit und Erbrechen, Obstipation, Depression, Erschöpfung, stechende Schmerzen, Lymphödeme, Haarausfall und Schlaflosigkeit. Je nach Art des Tumors und der Therapie kann es unter anderem auch kurz- oder längerfristig zu Appetitlosigkeit und Übelkeit kommen.[23]

Pleyer unterscheidet Übelkeit aufgrund tumorauslösender Prozesse im Körper und therapiebedingte Übelkeit. Akutes Erbrechen oder langanhaltende Übelkeit mit Erbrechen führt häufig zu einer erheblichen Beeinträchtigung des Allgemeinzustandes und der Lebensqualität. Durch wiederholtes Erbrechen kann es zu gefährlichen medizinischen Komplikationen, zur Dehydratation, bis hin zur Exsikkose kommen. Außerdem reduziert sich das Körpergewicht, das bei vielen krebskranken Patient/inn/en schwer erhalten werden kann, weiter. Es kann auch zur Aspiration von Erbrochenen kommen, wodurch sich eine Aspirationspneumonie entwickeln

---

[20] vgl. Wabner et al, 2012, S. 491
[21] vgl. Steflitsch, In: Steflitsch et al, 2013 S. 255
[22] vgl. Steflitsch, In: Steflitsch et al, 2013, S. 214
[23] vgl. Steflitsch, In: Steflitsch et al, 2013, S. 247

kann. Das zeigt wie ernst zu nehmen Übelkeit und Erbrechen sind und die Notwendigkeit von präventiven Maßnahmen.[24]

Apfel et al führte einen systematischen Review von 22 Studien betreffend Risikofaktoren für postoperative Übelkeit und Erbrechen durch. Einschlusskriterien waren Studien mit über 500 Patient/inn/en. Jeweils signifikante Risikofaktoren waren: weibliches Geschlecht, frühere postoperative Übelkeit und Erbrechen, Reisekrankheit in der Vergangenheit, Nichtraucher, Alter, volatile Anästhetika, Dauer der Anästhesie, Opioide postoperativ und Cholezystektomien (jeweils p = <0,001).[25]

Nachfolgende Tabelle zeigt das Risiko von Erbrechen, unterteilt in HEC, MEC, i.v. verabreicht, die jeweiligen Wirkstoffe und Beispiele präventiver Antiemetika vor der Chemotherpie.

Emetic risk (estimated incidence without prophylaxis)	Agent of emesis	Antiemetic	Single daily dose given before chemotherapy	MASCC Level of consensus	Level of confidence
		5-HT3 receptor antagonists			
High (>90%)	Cisplatin	Ondansetron	Oral: 24 mg	Moderate	High
	Mechlorethamine		i.v.: 8 mg or	High	High
	Streptozotocin		0.15 mg/kg		
	Cyclophosphamide ≥1500 mg/m²	Granisetron	Oral: 2 mg	High	High
	Carmustine		i.v.: 1 mg or	High	High
	Dacarbazine		0.01 mg/kg		
Moderate (30–90%)	Oxaliplatin	Tropisetron	Oral or i.v.: 5 mg	High	Moderate
	Cytarabine >1 gm/m²	Dolasetron	Oral: 100 mg	High	Moderate
	Carboplatin		i.v.: 100 mg or	High	High
	Ifosfamide		0.18 mg/kg		
	Cyclophosphamide <1500 mg/m²	Palonosetron	i.v.: 0.25 mg	High	Moderate
	Doxorubicin	Dexamethasone	Oral: 12 mg	High	High
	Daunorubicin		Oral: 20 mg^a	High	Moderate
	Epirubicin	Aprepitant	Oral: 125 mg	High	High
	Idarubicin				
	Irinotecan	^aOnly in patients not receiving aprepitant.			

Tabelle 4 HEC und MEC intravenös verabreicht, präventive Antiemetika für HEC[26]

Von akuter Übelkeit wird gesprochen, wenn sie innerhalb von 24 h auftritt, verspätete Übelkeit besteht bis zu 2 - 5 Tage nach erhaltener Therapie.[27]

---

[24] vgl. Pleyer, 2012, S. 137
[25] vgl. Apfel et al, 2012, S.742-751
[26] vgl. Roila et al, 2006, S. 21
[27] vgl. Vidall et al, 2015, S. 3297-3303

Eine prospektive Multicenter Studie wurde von Mai 2005 bis Mai 2007 in 9 Allgemeinkrankenanstalten in den Niederlanden durchgeführt, an der zu Beginn 273 und am dritten Zyklus 225 Patient/inn/en teilnahmen. Es wurde der Einfluss von CINV auf die Lebensqualität der Patient/inn/en, die Verbindung zwischen Patient/inn/en-Charakteristika und Antiemetika und die Rolle von Ärzt/inn/en Entscheidungen, um Antiemetika-Behandlungen anzupassen, untersucht. Antiemetika wurden gemäß NCCN Richtlinie für Antiemetika von 2007 verabreicht (5-HT_3 -Antagonist, Dexamethason). Es wurde ein 18-Punkte FLIE (Funcitional Living Index-Emesis) Fragebogen verwendet, um den Einfluss von CINV auf das tägliche Leben zu erfassen. Bei einem Ergebnis <108 wurde ein Einfluss auf das Leben angenommen. Diese beinhalteten das Alter, Geschlecht, die Übelkeit erzeugende Wirkung, die Antiemetika und der Alkoholkonsum. Das Durchschnittsalter war 56 Jahre (24 bis 87 Jahre). Ein Drittel waren männliche Patienten. Die häufigste Diagnose war Brustkrebs und Lungenkrebs. 37 % erhielten HEC, 51 % MEC mit Anthrazyklinen und 12 % MEC ohne Anthrazyklinen. Mehr jüngere (<65 Jahre) berichteten über akute CIN, als ältere Betroffene (im ersten Zyklus 47 % vs. 14 %, p < 0,005, im zweiten Zyklus 44 % vs. 21 %, p < 0,005 und im dritten Zyklus 48 % vs. 20 %, p < 0,005). Über akutes Erbrechen im zweiten und dritten Zyklus berichten 12 % vs. 3 % und 11 % vs. 2 %. Signifikant mehr Frauen berichteten über akute Übelkeit 48 % vs. 18 %, p < 0,005, verspätete Übelkeit 75 % vs. 51 %, p < 0,009 und akutes Erbrechen 15 % vs. 5 % p = 0,01. Verspätetes Erbrechen kam bei 27 % vs. 14 %, p = 0,05 vor. Im ersten Zyklus berichteten 78 Frauen (p = 0,03) und 17 Männern über einen Einfluss auf das tägliche Leben, im zweiten Zyklus 75 Frauen (p = 0,03) und 15 Männer. 89 % der Patient/inn/en, die einen 5HT$_3$-Antagonisten erhielten, berichteten am dritten Tag nach dem ersten Zyklus von verspäteter Übelkeit, gegenüber 56 % der Patient/inn/en, die eine Kombination von Aprepitant und ein Kortikosteroid oder ein Kortikosteroid als Single-Therapie erhielt (p = 0,03). Im zweiten Zyklus berichtete kein/e Patient/in, der/die eine Kombination von Aprepitant, 5HT$_3$ Antagonist und ein Kortikosteroid erhielt, von akutem Erbrechen, verglichen zu 33 % die eine Kortikosteroid-Therapie erhielten (p < 0,005).[28]

---

[28] vgl. Hilarius et al, 2012, S. 107-117

Vidall et al verglich in einer multinationalen Querschnittsstudie, die Häufigkeit und die Auswirkungen von CINV/RINV auf Patient/inn/en, mit Schätzungen von Mediziner/innen und Onkologischen Pflegepersonen, mittels Fragebogen und Online-Umfrage. Ziel war, festzustellen, ob ein wahrnehmbarer Unterschied zwischen Gesundheitsfachkräften und Patient/inn/en besteht. Es nahmen 375 Mediziner/innen, 186 Onkologische Pflegepersonen und 386 Patient/inn/en innerhalb von 5 EU-Ländern (Deutschland, Frankreich, Italien, England und Spanien) teil. Es wurde auf die zuletzt stattgefundene Zyklus-Therapie Bezug genommen. Mediziner/innen und Pflegepersonal schätzten das Auftreten von Übelkeit und Erbrechen höher als die Patient/inn/en, wie aus nachfolgender Tabelle 5 ersichtlich. Patient/inn/en nahmen den Einfluss von Übelkeit auf das tägliche Leben ähnlich, wie den Einfluss auf Erbrechen wahr. Auf einer 10-Punkt Skala, wo 1 für das niedrigste steht, wurde die CIN und CINV im Durchschnitt auf 4,6 und 5,3 in milden Fällen und 6,7 und 6,8 in mäßigen Fällen beschrieben. Die Gesundheitsfachkräfte unterschätzten diesen Einfluss ($p < 0,05$). Gemäß der Patient/inn/en erhielten 51 % (197/386) Antiemetika am Tag der Behandlung im Krankenhaus, 29 % unter 30 Minuten vor der Therapie. 85 % (329/386) erhielten Antiemetika für zu Hause, Mediziner/innen und Pflegepersonen schätzten die Verschreibung auf 66%. 38 % (145/386) nahmen die verschriebenen Antiemetika. Als Ursache sagten die Patient/inn/en, sie wollten keine Medikamente vor verspürter Übelkeit einnehmen, die Tabletten waren eine „Last" und sie hatten Angst, durch das Schlucken der Tabletten Übelkeit hervorzurufen.

Table 1 The percentage of patients' recall and physicians and oncology nurses' estimates of the percentage of the incidence of CINV/RINV in the acute and delayed phases

	Acute phase (24 h post-treatment)			Delayed phase (2–5 days post-treatment)		
	Patients' recall (%) $N=386$	Physicians' estimate (%) $N=375$	Oncology nurses' estimate (%) $N=186$	Patients' recall (%) $N=386$	Physicians' estimate (%) $N=375$	Oncology nurses' estimate (%) $N=186$
Nausea	55	69	71	37	66	71
Vomiting	15	57	59	6	56	58

CINV/RINV chemotherapy/radiotherapy-induced nausea and vomiting

Tabelle 5 CINV/RINV Verleich Patient/inn/en gegenüber Schätzungen der Mediziner/innen/Pflegepersonen[29]

Grunberg et al führten eine prospektive Beobachtungsstudie mit 298 Patient/inn/en, die zum ersten Mal eine Chemotherapie erhielten, mit 13 Onkolog/inn/en und 11 Onkologischen Pflegepersonen, durch. Es wurde die Häufigkeit von akuter und verspäteter CINV bei Pati-

---

[29] vgl. Vidall et al, 2015, S. 3297-3305

ent/inn/en, die HEC oder MEC erhielten ermittelt. Es wurde auch darauf geachtet, ob Mediziner/innen und Pflegepersonal die Häufigkeit von akuter und verspäteter CINV richtig erkannten. Die Teilnehmer waren aus Dänemark, Deutschland, England, Frankreich, Italien und den USA. Vor Therapiebeginn schätzten Mediziner/innen und Pflegepersonen mittels Fragebogen das Auftreten von CINV ein. Bei HEC wurde die verspätete Nausea auf 39 % geschätzt, bei 60 % beobachtet, verspätetes Erbrechen wurde auf 22 % geschätzt und bei 50 % beobachtet. Bei MEC wurde verspätete Nausea mit 24 % geschätzt, bei 52 % beobachtet, verspätetes Erbrechen wurde auf 15 % geschätzt und bei 28% beobachtet. 97 % der Patient/inn/en erhielten einen 5-HT$_3$ -Antagonisten, 78 % in Kombination mit einem Kortikosteroid, meist über 3 Tage.[30]

Eine komplementäre Therapie kann eine intensive antiemetische Therapie meist nicht ersetzen, kann aber eine gute Unterstützung bieten. Therapieoptionen sind Akupunktur/Akupressur, Entspannungstechniken und Ingwer. Ingwer wird in der ayurvedischen Medizin gegen Übelkeit eingesetzt.[31]

Salomonson et al untersuchten 2008 in Norwegen und Dänemark die Verwendung der angebotenen komplementären und alternativen Medizin in Krankenhäusern. Es wurde hierfür ein einseitiger Fragebogen per Email an die Ärztlichen Direktoren verschickt. Von den antwortenden Krankenhäusern bieten in Norwegen 50 von 99, in Dänemark 39 von 126 komplementäre und alternative Medizin an. In Norwegen wurde in 19 Krankenhäusern Aromatherapie angeboten.[32]

Aromatherapie und Aromapflege tragen zur Förderung von Gesundheit und Wohlbefinden bei und behandeln Krankheiten, oder lindern Beschwerden. Steflitsch et al verweist auf Studienergebnisse, die traditionelles Heilwissen mit neuzeitlicher Medizin und die Wünsche und Interessen von Therapeuten, Pflegepersonen und Betroffenen mit den Bedürfnissen von Körper, Geist und Seele vereinen.[33]

---

[30] vgl. Grunberg et al, 2004, S. 2261-2267
[31] vgl. Hübner, 2012, S. 19
[32] vgl. Salomonsen et al, 2011, S. 1-7
[33] vgl. Steflitsch et al, 2013, XI

Aromatherapie und Aromapflege kann die unerwünschten Nebenwirkungen onkologischer Interventionen mildern und die Lebensqualität erhöhen.[34]

Lengacher et al führten eine deskriptive Querschnittsstudie mit 105 Teilnehmer/innen durch, um festzustellen warum komplementäre und alternative Medizin bei Frauen mit Mammakarzinom genutzt werden. Wie aus folgender Tabelle 6 ersichtlich, wurde 33 Behandlungen in vier Kategorien unterteilt. Aromatherapie wurde von 7 Patient/inn/en gewählt, um physische Symptome, Nebenwirkungen und psychischen Stress zu reduzieren und wegen dem Gefühl, Kontrolle über die Behandlung zu haben.

		Reasons for Choosing CAM Treatment				
CAM Therapies	n	Reduce Physical Symptoms and Side Effects (%)	Reduce Psychological Stress (%)	Dissatisfaction With Traditional Medical Care (%)	Gain a Feeling of Control Over Treatment (%)	Use This Treatment Before Diagnosis? (%)
Diet and nutritional supplements						
Special diets (e.g., macrobiotic)	12	42	17	8	83	33
Vitamins/minerals (e.g., selenium)	71	38	7	4	61	53
Health foods (e.g., barley grass)	16	50	12	6	56	14
Herbs (e.g., ginko biloba)	20	45	30	10	65	35
Antioxidants	39	38	10	–	62	49
Stress-reducing techniques						
Art therapy	11	9	64	–	–	64
Relaxation techniques	41	51	73	–	27	46
Music therapy	30	40	73	3	23	73
Humor/laughter therapy	40	42	72	5	30	76
Guided imagery	30	43	79	–	28	23
Counseling	20	15	80	–	15	53
Support group	50	20	70	2	58	15
Prayer/spiritual healing	59	34	71	2	47	98
Yoga/meditation	18	39	67	6	33	36
Traditional/ethnic medicine						
Massage	26	58	58	–	27	42
Chiropractic	10	70	30	20	30	75
Reflexology	5	40	80	–	60	100
Therapeutic touch	6	50	100	–	83	33
Aromatherapy	7	14	86	–	14	67

Tabelle 6 Ursachen warum CAM Behandlungen gewählt werden[35]

Nun zur kurzen Differenzierung zwischen Aromatherapie und Aromapflege.

4 Aromatherapie

Die Aromatherapie ist ein Teilgebiet der Phytotherapie oder der Pflanzenheilkunde. Sie ist eine der sich schnell verbreitenden und wissenschaftlich stetig besser fundierte Methode der Komplementärmedizin. Der Begriff geht auf 1937 zurück, wo dieser von René-Maurice

---

[34] vgl. Steflitsch In: Steflitsch et al, 2013, S. 247
[35] vgl. Lengacher et al, 2006, S. 1-7

Gattefossé in seinem Buch Aromathérapie geprägt wurde. Für Gattfossé beruhte die Aromatherapie auf dem Duft ätherischer Öle, sowie Naturparfums und ihren antimikrobiellen, physiologischen und kosmetischen Eigenschaften.[36]

„Die Aromatherapie ist nicht (nur) Therapie durch Aroma (Riechen)! […] Aromatherapie ist eine rationale Therapie mit pflanzlichen Ölen und Wässern mit den drei Therapiewegen intern, nasal, percutan."[37]

5 Aromapflege

Unter Aromapflege wird der professionelle Einsatz von ätherischen Ölen im pflegerischen, klinischen Bereich, die gezielte Behandlung von Alltagsbeschwerden zu Hause, als auch die Anwendung von Ölen für Wellness und Schönheit bezeichnet. Die Aromapflege dient der Harmonisierung bei Befindlichkeitsstörungen, wie zum Beispiel Schlafstörungen, Unruhezuständen, Ängste, Verwirrtheit, Appetitmangel, depressive Verstimmungen und Wut. Zu den pflegerischen Anwendungen zählen Hautpflege, Bäder, Waschungen, Wickel, Inhalationen, Einreibungen und leichte Streichungen.[38]

Durch die Aromapflege wird eine individuelle, persönliche und ganzheitliche Betreuung möglich, da sie sich an den Bedürfnissen der Betroffenen orientiert. Folgende Vorteile der Aromapflege werden von Deutsch berichtet: Sie steigert deutlich spürbar das Wohlbefinden und unterstützt wesentlich den Heilungserfolg, verbessert die Lebensqualität, fördert und sensibilisiert die Eigenwahrnehmung, stärkt die Selbstheilungskräfte, verbessert die Immunabwehr, fördert das körperliche und seelische Gleichgewicht und erhält und unterstützt die normalen, gesunden Hautfunktionen durch eine natürliche und gesunde Hautpflege.[39] Um ätherische Öle richtig anzuwenden, sind grundlegende Informationen notwendig. Auf diese wird jetzt eingegangen.

---

[36] vgl. Steflitsch, In: Steflitsch et al, 2013, S. 3-5
[37] vgl. Wabner et al, 2012 S. 1
[38] vgl. Steflitsch, In: Steflitsch et al, 2013, S. 6
[39] vgl. Deutsch, In: Steflitsch et al, 2013, S. 383f.

6   Grundlegendes zu ätherischen Ölen

Ätherische Öle kommen in rund 300 Pflanzenfamilien vor und werden aus Blüten, Frucht-schalen, Samen, Gras, Kraut, Nadeln, Holz/Zweigen, Harzen, Rinden und Wurzeln gewon-nen. Ätherische Öle besitzen aufgrund ihrer komplexen Zusammensetzung ein breites Wirk-spektrum. Sie aktivieren Selbstheilungskräfte und beeinflussen über das limbische System das vegetative Nervensystem und damit alle unbewusst ablaufenden Prozesse wie Stimmungsla-ge, Atmung, Kreislauf und Verdauung. Ätherische Öle setzen an der Ursache von Funktions-störungen und Erkrankungen und nicht allein bei den Symptomen an. Sie wirken auf Körper und Psyche und durch Effekte auf immunkompetente Zellen werden Antikörperbildung und Entzündungsprozesse allgemein gesteigert.[40]

6.1   Aromapflegeanwendungen

Auf die Anwendungsformen in der Aromapflege kann nur kurz eingegangen werden. Dazu gehören zum Beispiel die Raumbeduftung, Waschungen, Bäder/Teilbäder, Wickel und Kom-pressen, Hautpflege und Einreibungen und Streichungen.[41]

Für das Basis- und Fachwissen der Aromapflege ist eine Fort- oder Weiterbildung erforder-lich. Persönliche Erfahrungen erleichtern die Anwendung von ätherischen Ölen. Die Aromapflege in der Klinik gehört zum eigenverantwortlichen Tätigkeitsbereich der Pflegeper-sonen. Die Aromapflege unterstützt den gesamten Bereich der prophylaktischen Pflegemaß-nahmen, einschließlich der Gesundheitspflege und Gesundheitserhaltung. Vor Aromaanwendungen müssen die Stationsleitung, Krankenanstaltsleitung und die Betroffenen schriftlich zustimmen. Im Krankenhaus fallen die Herstellung von Aromapflegeprodukten nicht in den Kompetenzbereich von Pflegepersonen, sondern in den der Apotheke oder Fach-firmen. Vor der ersten perkutanen Anwendung ätherischer Öle muss ein Verträglichkeitstest in der Ellenbeuge, oder auf der Innenseite des Unterarms, durchgeführt werden. Nach 5 und 30 Minuten, bei sensibler Haut nach 48 und 72 Stunden kann eine Reaktion abgelesen wer-

---

[40] vgl. Steflitsch, In: Steflitsch et al, 2013, S. 8f.
[41] vgl. Deutsch, 2013, S. 19-28

den. Bei Reaktion auf die Aromaölmischung wird die Mischung sofort abgesetzt, sorgfältig beobachtet und dokumentiert.[42]

Wie in Kapitel 6.3 bei den Dosierungen von ätherischen Ölen beschrieben, wirken bereits Gerüche, die gerade noch wahrnehmbar sind.[43] Ätherische Öle sind hoch konzentrierte Substanzen und deshalb sehr sparsam zu verwenden. Gerade bei Übelkeit und Erbrechen muss mit dem Duft ätherischer Öle sehr behutsam umgegangen werden. Manche Betroffene lehnen in diesem Zustand jegliche Duftreize ab, andere empfinden bestimmte Gerüche als erleichternd, beruhigend oder erholen sich dadurch. Stadelmann empfiehlt eine Aromamischung von Lemon Gras-Ingweröl, die bei Übelkeit lindernd wirkt und den Kreislauf anregt. Es wird auch Pfefferminzhydrolat, ein Pflanzenwasser, empfohlen. Der frische Duft der Minze belebt und regt an. Es muss allerdings Kühle gewünscht sein. Nach Bedarf kann das Hydrolat nach Schließen der Augen, mehrmals täglich auf den Hals- und Gesichtsbereich, den Nacken oder auf den Pulsbereich am Handgelenk aufgesprüht, oder ein paar Sprühstöße in die Nähe des Bettes geben werden.[44]

Gemäß Wabner et al hat sich in der Klinik eine Fußmassage mit Pfefferminz- oder Zitronenölmischung als Aromatherapie im Verhältnis 1:1 mit fettem Öl, in Kombination mit Antiemetika, bewährt. Für eine Bauchmassage ist die Kombination aus Kümmelöl und Pfefferminzöl, im Verhältnis 1:1 zweiprozentig, in fettem Öl genannt.[45]

Streichungen und Raumbeduftung können, unter vorheriger Anleitung des Pflegepersonals, im Krankenhaus erlernt und zu Hause von den Angehörigen, oder den Betroffenen angewandt werden. Es kann zu Hause auch bei Übelkeit an einzelnen ätherischen Ölfläschchen vorsichtig gerochen werden, zum Beispiel an Pfefferminze, Cardamon oder Ingwer.

Sowohl zu Hause, als auch in der Klinik können ätherische Öle auf offenen, geknüllten Papiertaschentüchern aufgebracht werden, um den Körperkontakt zu vermeiden und eine schnelle Anwendung durchzuführen.[46]

---

[42] vgl. Deutsch, In: Steflitsch et al, 2013, S. 383ff.
[43] vgl. Stadelmann In: Steflitsch et al, 2013, S. 442
[44] vgl. Stadelmann, 2015, S. 303 ff.
[45] vgl. Wabner et al, 2012, S. 359
[46] vgl. Wabner et al, 2012, S. 103

6.2 Kriterien für die Qualität ätherischer Öle

Welche ätherischen Öle verwendet werden, stellt eine große Herausforderung dar. Es erfordert Einfühlungsvermögen, um die individuellen Bedürfnisse der Patient/inn/en zu ermitteln und die gewünschten Effekte zu erzielen.[47] Es gibt eine Vielzahl von Firmen, die ätherische Öle anbieten. Auf dem Etikett eines ätherischen Öls sollten jedoch folgende Angaben enthalten sein, um die Qualität überprüfen zu können:

100 % reines ätherisches Öl, genaue lateinisch-botanische Bezeichnung der Herkunftspflanze, gegebenenfalls der Chemotyp, deutscher Pflanzenname, Ursprungsland, Anbauweise (kontrolliert-biologischer Anbau kbA, Demeter, Wildsammlung Ws, konventionell konv., rückstandskontrolliert rück.), verwendeter Pflanzenteil, Gewinnungsverfahren, gegebenenfalls Lösungsmittel und Kontrolle der Rückstände, Zusatz und Mischverhältnis in Prozent, Füllmenge in ml, Sicherheitshinweis, Chargennummer und Ablaufdatum[48].

6.3 Dosierung von ätherischen Ölen

Bereits Gerüche, die gerade noch wahrnehmbar sind, aktivieren das olfaktorische System. Eine sparsame Dosierung reicht für eine Raumbeduftung. Für eine Zimmergröße (ca. 25 m²) wird eine Dosierung von 3-7 Tropfen ätherischen Öls empfohlen. Die Dauer sollte zwischen 20 und 30 Minuten, bis maximal eine Stunde betragen. Nach intensivem Lüften und einer Unterbrechung, kann neuerlich beduftet werden. Alle Duftlampen bzw. Raumbeduftungsgeräte dürfen nur mit Wasser betrieben werden und müssen regelmäßig laut Gebrauchsanweisung gereinigt werden. Sind Duftlampen nicht einsetzbar, eignen sich auch Raumsprays.[49]

Wabner et al empfehlen 1 bis 5 Tropfen ätherisches Öl in einer Aromalampe.[50]

Warum so gering dosiert werden muss wird deutlich, wenn bewusstwird, wieviel Pflanzenmaterial benötigt wird, um ätherisches Öl zu gewinnen. Ein paar Beispiele hierfür: durch Wasserdampfdestillation aus ca. 120 kg Pflanzenmaterial von Thymian wird 1 kg ätherisches Öl

---

[47] vgl. Heuberger, In: Steflitsch et al, 2013, S. 44
[48] vgl. Steflitsch, In: Steflitsch et al, 2013, S. 12
[49] vgl. Stadelmann In: Steflitsch et al, 2013, S. 442
[50] vgl. Wabner et al, 2012, S. 99

gewonnen. Zur Kaltpressung werden 2.000 Orangen für 1 kg ätherisches Orangenöl benötigt. Durch Wasserdampfdestillation von 5.000 kg Blütenblätter der Rose werden 1 kg ätherisches Öl gewonnen. Aus 100 kg Pflanzenmaterial der Pfefferminze, wird 1 kg ätherisches Pfefferminzöl gewonnen.[51]

Rezepturvorschläge von Steflitsch et al:

Mischung für ein Riechfläschchen bei Übelkeit: 3 Tropfen Ingwer (Zingiber officinale), 4 Tropfen Cardamon (Elettaria cardamomum), 4 Tropfen Pfefferminze (Mentha x piperita). Anwendung: Bei Übelkeit mehrmals vorsichtig am Riechfläschchen riechen.

Antiemetische Einreibung: 2 Tropfen Angelika (Angelica archangelica), 2 Tropfen Cardamon (Elettaria cardamomum), 3 Tropfen Pfefferminze (Mentha x piperita), 5 Tropfen Zitrone (Citrus x limon) in 30 ml Mandelöl. Anwendung: Sanfte Streichungen des Bauches im Uhrzeigersinn bzw. der entsprechenden Reflexzonen z.B. am Fuß; bei Bedarf mehrmals täglich. [52]

In der Pflege werden ätherische Öle niemals innerlich oder unverdünnt angewandt, sondern immer in Mischungen z.B. im Waschwasser plus Emulgator zum Beispiel 1 Esslöffel Salz, oder Milch, in einem fetten Pflanzenöl oder auch in einem Hydrolat (Blütenwasser). Die Dosierung in der Aromapflege erfolgt immer in sehr niedriger Konzentration.[53] Es folgen Gegenanzeigen und Wechselwirkungen.

6.4   Gegenanzeigen und Wechselwirkungen

Vor Anwendung von ätherischen Ölen ist auf mögliche Gegenanzeigen und Wechselwirkungen zu achten. Die Öle sind verdünnt aufzutragen, da die meisten Hautreizungen verursachen können. Zum Beispiel erhöhen Zitrusöle, Citronella, Eisenkraut, Melisse, Angelikawurzel und Schafgabe die Lichtempfindlichkeit der Haut und können zu sogenannten Lichtflecken bzw. Pigmentstörungen der Haut führen. Es wird empfohlen sich ungefähr 4 Stunden nach Aromaanwendung mit einzelnen Ölen oder Aromaölmischungen, in denen die oben genannten Öle vorkommen, nicht der Sonne auszusetzen. Hautempfindliche Menschen können das ätherische Öl oder die Aromamischung mit etwas fettem Öl vermischen und in der Ellenbeuge

---

[51] vgl. Deutsch, 2013, S. 234-238, 241
[52] vgl. Steflitsch, In: Steflitsch et al, 2013, S. 215, S. 255
[53] vgl. Deutsch, In: Steflitsch et al, 2013, S. 385

auftragen und ca. 10 Minuten einwirken lassen. Tritt Juckreiz oder Bläschenbildung ein, so kann die getestete Stelle mit fettem Öl verdünnt werden und es sollte auf dieses ätherische Öl verzichtet werden. Menschen mit chronischen Erkrankungen unter anderem Epilepsie, Asthma und Hypertonie, aber auch schwangere Frauen sollten bei allen Substanzen vorsichtig sein. Sie sollten zuerst mit etwas Abstand zur Nase an den Ölen riechen. Wichtige Kontraindikation zur Benutzung eines ätherischen Öls bzw. einer Aromaölmischung ist immer die ablehnende Haltung der Nase. Wenn das Öl von dem Betroffenen als unangenehm empfunden wird, sollte es nicht angewandt werden. [54]

Ätherische Öle sind höchst komplexe Mischungen von 400-800 Einzelbestandteilen organischer Natur. Es handelt sich hier um Terpene und Terpenoide (Mono-, Sesqui- und Diterpene), Phenylpropan-Derviate und höhere Terpene. Die Hauptwirkung wird durch die aktiven bzw. funktionellen Gruppen an den Terpenen- bzw. Phenylpropan-Molekülen erzielt, wie zum Beispiel Alkohole, Phenole, Aldehyde, Ketone, Ester und Oxide. Die mögliche toxische Wirkung nimmt von Alkoholen und Estern über Aldehyde zu den Ketonen und Phenolen zu. Meist wurden nur einzelne Inhaltsstoffe untersucht und nicht das gesamte natürliche Öl. Schwangere Frauen und Personen mit chronische Erkrankungen sollten vorsichtig mit den ätherischen Ölen umgehen und vor Anwendung in Fachbüchern wegen Kontraindikationen nachlesen. Es gibt Wirkstoffe, zum Beispiel Ketone, die abtreibend wirken können. Lebertoxische Wirkungen werden von einigen phenolhaltigen Ölen berichtet. Zum Beispiel gibt es von dem ätherischen Öl des Thymians unterschiedliche Chemotypen linalool und thymol. Das Thymianöl vom Chemotyp linalool wächst oberhalb von 1.500 m, ist sehr mild und kann auch bei geringer Dosierung bei Kinder angewandt werden. Es hat einen starken Wirkbereich gegen Bakterien, Viren und Pilze, insbesondere gegen Hefepilze. Therapeutisch wird dieser Chemotyp vor allem bei chronischer Bronchitis und viralen Darminfektionen eingesetzt. Der Thymian Chemotyp thymol wächst in Höhen von 250 bis 700 m und wird auch Roter Thymian oder Gartenthymian und Winterthymian genannt. Thymian thymol kann hautreizend wirken, ist stark antibakteriell, analgetisch, spasmolytisch, für Kinder ist der Thymian linalool zu wählen.[55]

---

[54] vgl. Stadelmann, 2015, S. 45f.
[55] vgl. Wabner et al, 2012, S. 60, 287f.

Da ätherische Öle viele Inhaltsstoffe besitzen, wird das Modell zur Wirkung von Ruth von Braunschweig empfohlen. Es wird in Form eines Eies nach den Hauptinhaltsstoffen unterteilt und zeigt, welche ätherischen Öle ähnlich wirken. Es wird in die Bereiche geistig anregend/stimulierend, geistig ausgleichend/öffnend, geistig entspannend/beruhigend, ganzheitlich entspannend, körperlich entspannend, erdend/körperlich ausgleichend, körperlich/anregend/vitalisierend und ganzheitlich anregend unterteilt. Den Chemischen Stoffklassen werden ein paar ätherische Öle zugeordnet.[56]

Welche ätherischen Öle bei Übelkeit und Erbrechen angewandt werden können, wird jetzt eingegangen.

6.5   Ätherische Öle bei Übelkeit und Erbrechen

Zur Verbesserung der Lebensqualität von Betroffenen mit onkologischen Erkrankungen werden komplementäre Heilmethoden zur Unterstützung einer konventionellen Therapie eingesetzt. Ätherische Öle besitzen starke antiemetische Eigenschaften, die alleine, aber auch in Kombination mit anderen Therapien genutzt werden können. Zur Prävention oder Behandlung von Übelkeit und Erbrechen lassen sich ätherische Öle verwenden. Oft kann eine mit Erbrechen verbundene Übelkeit durch eine sanfte Streichung des Magens oder eine warme Kompresse auf dem Oberbauch reduziert werden. Dazu eignen sich die Öle Kamille blau (Matricaria recutita), Lavendel (Lavandula angustifolia), Pfefferminze (Mentha x piperita) und Zitrone (Citrus x limon). Ist das Erbrechen mit Kälteschauern verbunden, sollte ein wärmeerzeugendes Öl wie zum Beispiel Majoran (Origanum majorana) oder Pfeffer schwarz (Piper nigrum) verwendet werden. Hängt das Unwohlsein mit emotionaler Aufregung zusammen können Kamille deutsch (Matricaria recutita), Kamille römisch (Anthemis nobilis) und Lavendel (Lavandula angustifolia) empfohlen werden. Weitere ätherische Öle, die bei Übelkeit und Erbrechen verwendet werden können, sind Angelikawurzel (Angelica archangelica), Ingwer (Zingiber officinale), Cardamon (Elettaria cardamonum), Melisse (Melissa officinalis) Patchouli (Pogostemon cablin), Pfefferminze (Mentha x piperita), Sandelholz (Santalum album), Spearmint (Mentha spicata) und Zitrone (Citrus x limion). Unerwünschte Nebenwirkungen onkologischer Interventionen können gemildert, manchmal kann Tumorwachstum

---

[56] vgl. Braunschweig, 2013

unter Einsatz von Aromatherapie gehemmt werden. Vor allem in der Palliativmedizin wird der Aromatherapie ein hoher Stellenwert beigemessen. [57]

Für viele komplementäre Substanzen liegen präklinische Ergebnisse vor, belegende klinische Studien fehlen jedoch meist, oder haben widersprüchliche Resultate.[58]

7 Studienergebnisse der Anwendung ätherischer Öle bei Übelkeit/Erbrechen

Es folgen Studienergebnisse in denen ätherische Öle bei Übelkeit und Erbrechen angewandt wurden, unterteilt in den postoperativen und den Chemotherapeutischen Bereich.

7.1 PONV

In den Studien wurden drei verschiedene Verabreichungsformen gewählt. Die inhalative Anwendung, die Anwendung durch einen QueaseEase® Inhalator und die Kapselverabreichung.

7.1.1 Inhalative Anwendung von ätherischen Aromaölen

Anderson berichtet über 33 postoperative Patient/inn/en die Isoprophylalkohol, Pfefferminzöl oder Saline Lösung erhielten. Die Teilnehmer/innen wurden aufgefordert von einem Gaze Pad tief einzuatmen und nach 2 und 5 Minuten mittels 100 mm VAS-Skala die Übelkeit einzuschätzen. Das Übelkeitsergebnis verbesserte sich von $60{,}6 \pm 4{,}3$ mm vor Aromatherapie auf $43{,}1 \pm 4{,}9$ mm 2 Minuten nach der Aromatherapie ($p < 0{,}005$) und auf $28{,}0 \pm 4{,}6$ mm 5 Minuten nach Aromatherapie ($p < 10^{(-6)}$). Die Ergebnisse unterschieden sich gemäß Anderson nicht von den anderen Anwendungen. Der positive Effekt auf die Aromatherapie sei laut Anderson nicht auf das inhalierte Aroma, sondern auf die kontrollierte Atmung zurückzuführen.[59]

In North Carolina wurde eine prospektive 4-Arm-Placebo kontrollierte RCT mit 1151 Teilnehmer/innen durchgeführt. Es wurden zwei Hypothesen aufgestellt. Erstens im Vergleich mit inhaliertem Placebo, Saline Lösung, wird PON mit Aromatherapie aus ätherischem Öl von Ingwer, einer Mischung von ätherischen Ölen von Ingwer, Spearmint, Pfefferminze und

[57] vgl. Steflitsch, In: Steflitsch et al, 2013, S. 214f, 247, 255
[58] vgl. Hübner, 2012, S. 7f.
[59] vgl. Anderson, 2004, S. 29-35

Cardamon oder 70 % Isoprophylalkohol, signifikant reduziert. Zweitens, die Effektivität der Aromatherapie hängt von den verwendeten Mitteln ab. 303 (26,3 %) berichteten über PONV, für zwei Teilnehmer/inn/en war der Geruch nicht angenehm, daher nahmen nur 301 an der Studie teil. Bei 67,1 % der Ingwergruppe (n = 76) und 82,4 % der Aromaöl-Mischungsgruppe (n = 74) verbesserte sich die Übelkeit innerhalb von 5 Minuten nach Anwendung, im Vergleich   zu
39,7 % bei Saline Lösung (n = 73) und 51,3 % bei Isoprophylalkohol (n = 78). Es besteht eine signifikante Verbesserung der Übelkeit durch Ingwer gegenüber Saline Lösung (p = 0,002) und gegenüber Alkohol (p = 0,05). Die Aromaölmischung zeigte noch größere Wirkung gegenüber Saline Lösung (p <0,001) und gegenüber Alkohol (p < 0,001). Aromaölmischung im Vergleich zu Ingweröl zeigt einen signifikanten Unterschied p = 0,03.[60]

Sites et al führten von Juni 2010 bis November 2011 eine RTC durch, um herauszufinden, ob kontrolliertes Atmen, mit oder ohne Pfefferminz-Aromatherapie, PONV Symptome reduziert. Die Patient/inn/en erhielten intraoperativ Propofol, Sevoflurane oder Desflurane und prophylaktisch Antiemetika wie Ondansetron, Metoclopramid und/oder Dexamethason und wenn benötigt Opioide gegen Schmerzen. Postoperativ wurden alle Patient/inn/en instruiert tief durch die Nase einzuatmen, die Luft anzuhalten, Auszuatmen und dazwischen immer bis drei zu zählen. PONV-Symptome wurden nach 5 Minuten erfragt. Es erfolgte bei Bedarf die zweite Behandlung, nach 10 Minuten wurde evaluiert und bei bestehenden PONV Antiemetika verabreicht. Von den 196 Teilnehmer/innen litten 42 (21,4 %) an PONV 37 Frauen und 5 Männer. 25 Teilnehmer/innen verlangten keine antiemetische Therapie, wodurch sich die Gruppen auf 10 in der Kontrollgruppe und 15 in der Aromatherapiegruppe mit Pfefferminzöl reduzierte. Die Effektivität von kontrolliertem Atmen war 62,5 % (10/16) und Aromatherapie mit 62,5 %, (15/26). Es ergibt sich kein signifikanter Unterschied p = 0,76. Sites et al beschreibt als erste Maßnahme durch tiefes Einatmen PONV zu senken. Teilnehmer/innen berichteten über Zufriedenheit nach Pfefferminzöl und Nutzen bei der Genesung.[61]

---

[60] vgl. Hunt et al, 2013, S. 597-602
[61] vgl. Sites, 2014, S. 12-18

7.1.2 QueaseEase®

Mcilvoy et al führten eine Beobachtungsstudie mit dem QueaseEase® Inhalator durch, um die Wirksamkeit von Aromatherapie als Behandlung von PON bei Patient/inn/en einer Abdominal-chirurgischen Ambulanz zu untersuchen. Es gab 70 Teilnehmer/innen, von denen 25 (36 %) über PON berichteten und den QueaseEase® verwendeten. In der experimentellen Gruppe waren mehr Frauen (72 % vs. 42 %, p = 0,02), mehr Teilnehmer/innen waren unter 50 Jahre alt (84 % vs. 53 %, p = 0,02) und erhielten mehr Opioide (100 % vs. 76 %, p = 0,006), als die Gruppe, die nicht von Übelkeit berichtete. Die 25 Teilnehmer/innen berichteten von 47 Episoden PON, in denen der QueaseEase® verwendet wurde. Für alle 47 Episoden berichteten die Teilnehmer/innen eine Verbesserung der Übelkeit, mittels Skala von 0 bis 10. Der Mittelwert auf der Nausea-Skala war 4,78 (± 2,12) nach QueaseEase®-Anwendung. Mcilvoy et al berichten von einer effektiven Behandlung der PON von Abdominal-chirurgischen Patient/inn/en mit QueaseEase®.[62]

In einer prospektiv durchgeführten RCT über die Effektivität von Aromatherapie zur Senkung von PONV wurde ein QueaseEase® Inhalator bis zu 24 Stunden postoperativ verwendet. Von 339 Teilnehmer/innen hatten 121 PONV (35,69 %). 54 erhielten den QueaseEase® mit einer Mischung aus Lavendel, Pfefferminze, Ingwer und Spearmint Ölen und 40 ein Placebo-Inhalator als „First-line-Therapie". Zwei Drittel der Teilnehmer/innen waren Frauen. Mit einer 10-Punkte-Skala wurde die Therapie in Effektivität und Zufriedenheit bewertet. Als Ergebnis zeigt sich die Interventionsgruppe in der Effektivität von M = 5,72 ± 3,26 im Gegensatz die Placebo Gruppe mit M = 2,72 ± 3,12. Der Unterschied zeigt statistische Signifikanz (95 % Konfidenzintervall = 1,60 bis 4,39 Punkte, t = 4,27, df = 84, p < 0,001). Diese Studie zeigt ein hohes Maß an Effektivität und Zufriedenheit mit der Aromatherapie. Der Inhalator steht den Betroffenen sofort zur Verfügung und kann die Zeit, bis das Personal ein anderes Antiemetikum verabreichen kann, überbrücken.[63]

---

[62] vgl. Mcilvoy et al, 2015, S. 383-388
[63] vgl. Hodge, 2014, S. 5-10

7.1.3 Kapselverabreichung von Ingwer

Mandal et al führten eine prospektiv, doppelblind RCT mit 100 Teilnehmer/innen, über die Wirksamkeit von Ingwer, zusätzlich zu Ondansetron durch, um PONV in der ambulanten Chirurgie vorzubeugen. 50 erhielten 4mg Ondansetron und zwei Kapseln Placebo, 50 erhielten 4 mg Ondansetron und zwei Kapseln Ingwer (je 0,5 mg Ingwer) eine Stunde vor der generellen Anästhesie. Es fand sich ein statistisch signifikantes Ergebnis 4 und 6 Stunden postoperativ, bei der Interventionsgruppe mit $p < 0,05$. Die zusätzliche prophylaktische Gabe von Ingwer kann gemäß Mandal et al PONV signifikant reduzieren.[64]

Montazeri et al führten im Iran von März 2011 bis August 2012 eine randomisierte Doppelblindstudie mit einer Ingwer- und Placebo Gruppe durch, um die Wirksamkeit von oralem Ingwer gegen PONV zu bewerten. Es wurden 4 Kapseln mit je 250 mg Ingwer, oder 4 Placebo Kapseln eine Stunde vor OP verabreicht. Von den 160 Teilnehmer/innen waren 97 Männer und 63 Frauen. Mittels VAS wurde die Übelkeit und das Erbrechen 2, 4 und 6 Stunden postoperativ eingeschätzt. Die Intensität der Übelkeit 2,9 ± 2,1 (P = 0,043), als auch die Episoden an Übelkeit 1,5 ± 1,1 (P = 0,053) waren 2 Stunden nach der OP bei Personen der Ingwergruppe signifikant niedriger als in der Placebo Gruppe 3,5 ± 1,9 und 1,77 ±0,98.[65]

Nanthakomon berichtet von einer RCT, die von März 2005 bis April 2006 an 120 Teilnehmer/innen mit 1g Ingwer Kapseln in Thailand durchgeführt wurde. Ziel war die Wirksamkeit von Ingwer in der Prävention von PONV nach großen gynäkologischen Operationen zu bewerten. Als Antiemetikum erhielten die Teilnehmer/innen intravenös Metoclopramid, als Analgetika wurde Diclofenac statt Morphinen verabreicht. Auf einer Skala wurden die Episoden von Übelkeit und Erbrechen aufgezeichnet. 29 Patient/inn/en (48,3 %) in der experimentellen Gruppe und 40 (66,7 %) in der Placebo Gruppe berichteten von Übelkeit (p < 0,05). Die Anzahl an Patiennt/inn/en die erbrachen waren in der experimentellen Gruppe 17 (28,3 %) und in der Placebo Gruppe 28 (46,7 ,%) p = 0,038. 34 Teilnehmer/innen (56,70 %) gegenüber 40 (66,70 %) verlangten ein Analgetikum (p > 0,05). Die Intensität von Übelkeit, mittels VAS

---

[64] vgl. Mandal et al, 2014, S. 52-57
[65] vgl. Montazeri et al, 2013

2 und 6 Stunden nach der Operation war in der experimentellen Gruppe geringer als in der Placebo Gruppe (p < 0,05). Ingwer ist gemäß Nanthakomon in der Prävention von Übelkeit und Erbrechen nach großen gynäkologischen Operation effektiv.[66]

Es wurden Studien gefunden, wo Aromatherapie bei Chemotherapie als Kapseln verabreicht wurden.

7.2 CINV

Tayarani-Najaran et al berichten von einer doppelblind durchgeführten RCT über die präventive antiemetische Wirkung von Mentha spicata (Grüne Minze, Krause Minze) und Mentha x piperita (Pfefferminze) Kapseln bei CINV. 200 Teilnehmer/innen wurden in vier Gruppen eingeteilt. Je eine Gruppe mit M. spicata, M. x piperita, Placebo und eine Kontrollgruppe, die ihre vorherige antiemetische Therapie fortsetzte. Die regulären Antiemetika (Garnisetron, Dexamethason oder Metocloperamid) wurden eingenommen. Die Kapseln enthielten jeweils zwei Tropfen ätherisches Öl und wurden 30 Minuten vor der Chemotherapie, 4 Stunden nach der ersten Kapsel und weitere 4 Stunden danach verabreicht. Die Zusammensetzung der ätherischen Öle wurden mit Gas-Chromatographen analysiert. Es kam zu einer signifikanten Reduktion der Intensität und der Anzahl an Erbrechen in den ersten 24 Stunden mit M. spicata und M x piperita (je p < 0,05), verglichen mit der Kontrollgruppe. Es gab keinen statistischen Unterschied zwischen M. spicata und M x piperita bei Anzahl und Intensität von Nausea (p > 0,05). Es wurde über keine unerwünschten Wirkungen berichtet. Tayarani-Najaran et al geben M. spicata und M. x piperita als wirksame antiemetische Therapie an und verweisen auf eine kostengünstigere Therapie als zum Beispiel mit Garnisetron.[67]

Ryan et al führten 2009 eine RCT doppelblind mit 644 Teilnehmer/innen in vier Gruppen (Placebo, 0,5 g, 1 g, 1,5 g Ingwer täglich) in New York durch, um die Wirksamkeit von Ingwer für CIN bei Krebspatienten zu beurteilen. Es wurde ein 5-HT$_3$ Rezeptor Antagonist und Dexamethason am ersten Tag der Chemotherapie verabreicht, um herauszufinden, welche Dosierung von Ingwer effektiv ist. 90 % waren Frauen, das mittlere Alter belief sich auf 53 Jahre, häufigste Diagnose war das Mammakarzinom, 86 % hatten zuvor eine Operation, 56 %

---

[66] vgl. Nanthakomon, 2006, S130-S134
[67] vgl. Tayarani-Najaran et al, 2013

erhielten bereits zuvor eine Chemotherapie. 71 % der Teilnehmer/innen beendeten alle Chemotherapie Zyklen. Die Ingwer Dosis wurde drei Tage vor Chemotherapie begonnen. Der positive Effekt von Ingwer, in der Reduktion von CINV während des ersten Tages der Chemotherapie konnte nachgewiesen werden. Die effektivste Dosis war 0,5 und 1 g Ingwer. Ingwer reduzierte im Vergleich zur Basistherapie die Übelkeit signifikant (p = 0,003).[68]

Ryan et al führten 2012 eine doppelblind RCT durch, da trotz umfassendem Gebrauch von Antiemetika 70 % der Patient/inn/en nach Chemotherapie über Übelkeit berichten. Ingwer Kapseln in den Dosierungen von 0,5 und 1,0 und 1,5 g und Placebo wurden zweimal täglich beginnend 3 Tage vor Chemotherapie, für 6 Tage eingenommen. Die Daten von 576 Teilnehmer/innen wurden erhoben, wovon 469 die Studie vollendeten. Die Betroffenen erhielten 5-HT$_3$ Rezeptor Antagonisten und Dexamethason als Basistherapie. Übelkeit wurde unter 0,5 g
(p = 0,017) und 1 g (p = 0,036) Ingwer signifikant vermindert.[69]

Zick et al untersuchten in Michigan mit einer doppelblind RCT mit 162 Teilnehmer/innen, die Effektivität von Ingwer, als Behandlung von CINV, mit Ingwer Kapseln 1 g und 2 g. Die Teilnehmer/innen erhielten bereits eine Chemotherapie und erfuhren dabei CINV. 5-HT$_3$ Rezeptor Antagonisten und Aprepitant wurden verabreicht. Die erste Dosis wurde innerhalb einer Stunde nach Beendigung der Chemotherapie verabreicht. 58 % (n = 94) berichteten über akute und verspätete Übelkeit, 30,9 % (n = 50) über akutes Erbrechen und/oder Würgegefühl, 24,7   %
(n = 40) berichteten über verspätetes Erbrechen und/oder Würgegefühl. Es konnte in den Gruppen kein Unterschied in der Anwesenheit von akuter und verspäteter Übelkeit oder Erbrechen erkannt werden. Die Teilnehmer/innen, die 2,0 g Ingwer erhielten, berichteten über verspätete Übelkeit im Vergleich zur Placebo oder 1 g Ingwer-Gruppe (p = 0,03). Zick et al sehen in Ingwer keinen Vorteil in der Häufigkeit oder Intensität von akuter und verspäteter CINV, wenn in Kombination mit 5-HT$_3$ Rezeptor Antagonisten oder Aprepitant verabreicht.[70]

Fahimi et al führten eine randomisierte Placebo kontrollierte Cross-over-Studie doppelblind an 36 Teilnehmer/innen (26 Männer und 10 Frauen) in Teheran, Iran, mit 4 Ingwer-Kapseln,

[68] vgl. Ryan et al, 2009
[69] vgl. Ryan et al, 2012, S.1479-1489
[70] vgl. Zick et al, 2009 S. 563-570

je 250 mg der Firma Zintoma® durch, um die Wirksamkeit von Zingiber officinalis auf Übelkeit und Erbrechen, bei Patient/innen unter Cisplatin-Therapie, zu erheben. Die Teilnehmer/innen erhielten Standardantiemetika wie Granisetron und Hydrocortison und nahmen zweimal täglich zwei Kapseln für drei Tage, die erste Dosis eine Stunde vor Chemotherapie. Die Studie ging über vier Wochen. Es wurde kein signifikanter Effekt von Ingwer im Vergleich zum Placebo erzielt. Als Möglichkeit hierfür werden von Fahimi et al die kleine Stichprobe, unterschiedliche Messinstrumente, um die Anwesenheit und Intensität von CINV und die Dosierung von Ingwer und das fehlende Assessment von verspäteter CINV genannt. Diese Cross-over-Studie bot die Gelegenheit, jedem Betroffenen Ingwer und Placebo zu verabreichen. Dadurch blieben unterschiedliche Effekte von verschiedenen Chemotherapie-Behandlungen aus.[71]

Es folgt die Diskussion der gefundenen Studien zur gewählten Fragestellung.

8 Diskussion

Eine komplementäre Therapie kann eine intensive antiemetische Therapie meist nicht ersetzen, kann aber eine gute Unterstützung bieten.[72] Anhand der analysierten Studien wird deutlich, dass 21,4 %[73], 26,3 %[74], 35,69 %[75] oder 36 %[76] der Betroffenen über PONV berichten. Es werden die Risikofaktoren wie weibliches Geschlecht, Nichtraucher, jüngeres Alter, volatile Anästhesie, Dauer der Anästhesie, Opioide postoperativ und Cholezystektomien genannt.[77] [78] Patient/inn/en berichten über Auswirkungen auf die Lebensqualität durch Übelkeit und Erbrechen.[79] [80]

---

[71] vgl. Fahimi et al, 2011, S. 379-382
[72] vgl. Hübner, 2012, S. 19
[73] vgl. Sites et al, 2014, S. 12-18
[74] vgl. Hunt et al, 2013, S. 597-602
[75] vgl. Hodge, 2014, S. 5-10
[76] vgl. Mcilvoy et al, 2015, S. 383-388
[77] vgl. Apfel et al, 2012, S. 742-751
[78] vgl. Hilarius et al, 2012, S. 107-116
[79] vgl. Vidal, et al, 2015, S. 3297-3303
[80] vgl. Grunberg et al, 2014, S. 2261-2267

Es gibt Studien die die Wirksamkeit ätherischer Öle in der Anwendung bei Übelkeit bestätigen. Ätherische Öle wie Ingwer, Pfefferminze, Cardamon und Spearmint im Vergleich zu Ingwer alleine[81], Pfefferminzöl [82], QueaseEase®[83] [84] und Ingwerkapseln[85] wurden analysiert.

Es gibt auch Studien, die keine effektive Wirkung mit Pfefferminzöl[86] [87] und Ingwerkapseln[88] [89] nachweisen konnten.

Bei PONV wurden positive Ergebnisse durch Inhalation von Ingwer und einer Mischung aus Pfefferminze, Cardamon und Spearmint erzielt.[90] Mit QueaseEase® wurde über signifikante Ergebnisse in der Aromatherapie berichtet.[91] [92] Es gibt Studien, wie zum Beispiel Anderson, mit 33 Teilnehmer/innen, [93] Lane et al mit 35 Frauen[94] und Sites et al mit 25 Teilnehmer/innen,[95] wo die Stichprobe gering ausfällt, möglicherweise ist das der Grund für nicht signifikante Ergebnisse.

Zur CINV wurden nur Studien gefunden, wo ätherische Öle in Kapselform verabreicht wurden, diese führten zu signifikanten Ergebnissen.[96] [97] [98] Zick et al kam zu keinem signifikanten Ergebnis, durch die Verabreichung von Ingwer, wobei die Kapseln innerhalb einer Stunde nach Beendigung der Chemotherapie verabreicht wurden und in oben genannten Studien 30 Minuten oder bereits 3 Tage vor Chemotherapie.[99] Weitere Studien über andere Verabreichungsformen sind notwendig wie zum Beispiel ergänzende inhalative Anwendung, oder mit Inhalator wie zum Beispiel QueaseEase®. Unterschiede wie zum Beispiel in den Stichproben-Größen, oder Stichproben-Zusammensetzungen, in der Art und Dosierung, der Verabrei-

---

[81] vgl. Hunt et al, 2013, 597-602
[82] vgl. Lane et al, 2012
[83] vgl. Hodge, 2014, 5-10
[84] vgl. Mcivoy et al, 2015
[85] vgl. Montazeri et al, 2013
[86] vgl. Anderson, 2004
[87] vgl. Sites, 2014, S.12-18
[88] vgl. Fahimi et al, 2011, S. 379-382
[89] vgl. Zick et al, 2009, S. 563-570
[90] vgl. Hunt et al, 2013, S. 597-602
[91] vgl. Hodge, 2014, S. 5-10
[92] vgl. Mcilvoc et al, 2015
[93] vgl. Lane et al, 2012, S. 90-102
[94] vgl. Anderson, 2004
[95] vgl. Sites, 2014, S. 12-18
[96] vgl. Tayarani-Najaran et al, 2013
[97] vgl. Ryan et al, 2009
[98] vgl. Ryan et al, 2012, S. 1479-1488
[99] vgl. Zick et al, 2009, 563-570

chungsform, Verabreichungszeitpunkt, die zuvor erhaltenen konventionellen Therapie, machen es schwierig die Studien miteinander zu vergleichen. Außerdem wird laut Steflitsch der aktuellen chemischen Zusammensetzung und der exakte botanische Name von ätherischen Ölen in klinischen Studien wenig Beachtung geschenkt.[100]

Weitere Studien, mit größeren Stichproben sind notwendig, um die Effektivität ätherischer Öle bei Übelkeit belegen zu können. Für die Pflegepraxis gibt es zurzeit nur wenig wissenschaftliche Evidenz über ätherische Öle. Es sollte in der Anwendung ätherischer Öle immer auf die Bedürfnisse der Betroffenen und die Zimmernachbarn im Krankenhaus eingegangen werden.

---

[100] vgl. Steflitsch, In: Steflitsch et al, 2013, S. 55

Literaturverzeichnis

1. ANDERSON, Lynn, GROSS, Jeffrey (2004): Aromatherapy with peppermint, isopropyl alcohol, or placebo is equally effective in relieving postoperative nausea, In: Journal of PERIANESTHESIA NURSING, ASPAN, American Society of PeriAnesthesia Nursing, Elsevier, Feb, 19 (1): 29-35

2. APFEL, C.C., HEIDRICH, F.M., JUKAR-RAO, S., JALOTA, L., HORNUSS, C., WHELAN, RP., ZHANG, K., CAKMAKKAYA, O.S. (2012): Evidence-based analysis of risk factors for postoperative nausea and vomiting, In: British Journal of Anesthesia, BJA, Oxford University Press, 109 (5): 742-753

3. ARROUAS, Magdalena, EGLAU, Karin, EMBACHER, Gerhard, GEISSLER, Dietmar, GNANT, Michael, GREIL, Richard, HACKL, Monika, JASCHKE, Werner, KLAUSHOFER, Klaus, LADENSTEIN, Ruth, LAX, Sigurd, LUKAS, Peter, RÁSKY, Éva, SAMONIGG, Helmut, SEVELDA, Paul, SIEBERT, Uwe, THURNHER, Helga, WILD, Claudia (2014): Krebsrahmenprogramm Österreich, Bundesministerium für Gesundheit, Wien, Online im WWW unter URL: http://www.bmg.gv.at/home/Schwerpunkte/Krankheiten/Krebs/Nationales_Krebsrahm (Zugriff: 25.3.2016)

4. BALDASZTI, Erika (2014): Jahrbuch der Gesundheitsstatistik 2014, Statistik Austria, Wien, Online im WWW unter URL: http://www.statistik.at/web_de/services/publikationen/4/index.html (Zugriff: 30.3.2016)

5. BEHRENS, J., LANGER, G. (2010): Evidence based nursing and caring, Hans Huber Verlag, Online im WWW unter URL: http://www.medizin.uni-halle.de/index.php?id=572 (Zugriff: 15.12.2015)

6. BRAUNSCHWEIG, Ruth, WERNER, Monika (2013): Lernkarten Aromatherapien, Ätherische Öle, Haug Verlag, Stuttgart

7. DEUTSCH, Evelyn, BUCHMAYR, Bärbl, EBERLE, Marlene (2013): Aromapflege Handbuch, Leitfaden für den Einsatz ätherischer Öle in Gesundheits-, Krankenpflege und Sozialberufen, Grundlagenwissen, Anwendungsformen, Organisation der Aromapflege,

Gesetzliche Grundlagen, Wissenschaft und Praxis, Erfahrungsberichte, Aromapflege.com, Wien

8. FAHIMI, Fanak, KHODADAD, Kian, AMINI Somayeh, NAGHIBI Farzaneh, SALAMZADEH, Jamshid, HAGHGOO, Roodabeh, BANIASADI; Shadi (2011): Evaluating the Effect of Zingiber Officinalis on Nausea and Vomiting in Patients Receiving Cisplatin Based Regimes, In: Iranian Journal of Pharmaceutical Research, IJPR, Shaheed Beheshti University of Medical Science, 10 (2): 379-384

9. GRUNBERG, Steven, DEUSON, Robert, MAVROS, Panagiotis, GEILING, Olga, HANSEN, Mogens, CRUCIAN, Giorgio, DANIELLE, Bruno, POUVOURVILLE, Gerard, RUBENSTEIN, Edward, DAUGAARD, Gedske (2004): Incidence of Chemotherapy-Induced Nausea and Emesis after Modern Antiemetics, In: American Cancer Society, 15 May: 2261-2268

10. HACKL, Monika, KARIM-KOS, Henrike (2016): Krebserkrankungen in Österreich 2016, Statistik Austria, Wien, Online im WWW unter URL: http://www.statistik.at/web_de/statistiken/menschen_und_gesellschaft/gesundheit/index.html (Zugriff: 3.3.2016)

11. HILARIUS, Doranne, KLOEG, Paul, VAN DER WALL, Elsken, VAN DEN HEUVEL, Joris, GUNDY, Chad, AARONSON, Neil (2012): Chemotherapy-induced nausea and vomiting in daily clinical practice: a community hospital-based study, In: Support Care Cancer, (20): 107-117

12. HODGE, Nancy, McCARTHY, Mary, PIERCE, Roslyn (2014): A Prospective Randomized Study of the Effectiveness of Aromatherapy for Relief of Postoperative Nausea and Vomiting, In: Journal of PERIANESTHESIA NURSING, ASPAN, American Society of PeriAnesthesia Nursing, Elsevier, Vol. 29, No.1 (February): 5-11

13. HÜBNER, Jutta (2012): Komplementäre Onkologie, Supportive Maßnahmen und evidenzbasierte Empfehlungen, mit einem Geleitwort von Werner Hohenberger, 2. Auflage, Schattauer Verlag, Stuttgart

14. HUNT, Roland, DIENEMANN, Jaqueline, NORTON, James, HARTLEY, Wendy, HUDGENS, Amanda, STERN, Thomas, DIVINE, Georg (2013): Aromatherapy as

Treatment for Postoperative Nausea: A Randomized Trial, In: Anesthesia & Analgesia, Vol. 117: 597-604

15. KLEIBEL, Veronika, MAYER, Hanna (2011): Literaturrecherche für Gesundheitsberufe, 2. überarbeitete Auflage, Facultas Verlags- und Buchhandels AG, Wien

16. LANE B., CANNELLA K., COPELAN D., NTEFF, G., BARNES, K., POUDEVIGND, M., LAWSON, J. (2012): Examination of the effectiveness of peppermint aromatherapy on nausea in women post C-section, In: Journal of Holistic Nursing, JHN, American Holistic Nurses Association, June, 30 (2): 90-104

17. LENGACHER, Cecile, BENNETT, Mary, KIP, Kevin, GONZALEZ, Lois, JACOBSEN, Paul, COX, Charles (2006): Relief of Symptoms, Side Effects, and Psychological Distress Trough Use of Complementary and Alternative Medicine in Women With Breast Cancer, In: Oncology nursing forum, Vol. 33, No. 1: 1-9

18. LONGMORE, Murray, WILKINSON, Ian B., BALDWIN, Andrew, WALLIN, Elisabeth (2014): Oxford Handbook of clinical medicine, 9. Edition, Oxford University Press, United States, New York

19. MANDAL, Pragnadyuti, DAS, Anjan, MAJUMDAR, Saikat, BHATTACHARYYA, Tapas, MITRA, Tapobrata, KUNDU, Ratul (2014): The efficiacy of ginger added to ondansetron for preventing postoperative nausea and vomiting in ambulatory surgery, In: Pharmacognosy Research, Jan-Mar, 6 (1): 52-57

20. MCIVOY, L., RICHMER, L., KRAMER, D., JACKSON, R., SHAFFER, L., LAWRENCE, J., INMAN, K. (2015): The Efficacy of Aromatherapy in the Treatment of Postdischarge, Nausea in Patients Undergoing Outpatient Abdominal Surgery, In: Journal of PERIANESTHESIA NURSING, ASPAN, American Society of PeriAnesthesia Nursing, Elsevier, Oct, 30 (5): 383-388

21. MONTAZERI, Akram, Sadat, HAMIDZADEH, Azam, RAEI, Mehdi, MOHAMMADINUN, Malihe, MONTAZERI, Azam, Sadat, MIRSHAHI, Reza, ROHANI, Hosein (2013): Evaluation of Orale Ginger Efficacy against Postoperative Nausea and Vomiting: A Randomized Double-Blinded Clinical Trial, In: Iranian Red Crescent Medical Journal, IRCMJ, December: e12268

22. NATHAKOMON, Tongta, PONGROJPAW, Densak (2006): The Efficacy of Ginger in Prevention of Postoperative Nausea and Vomiting after Major Gynecologic Surgery, In: Journal of the medical association of Thailand, Vol. 89, Suppl. 4: S130-S136

23. PLEYER, Christa, CHRISTMANN, V., GALICKI, Ivonne, GINZINGER, Elisabeth, KIEFER, Katharina, KÖHLER, L., KÜHNE, Susan, MEYER, Stephanie, MOSIG, Tatjana, REITER, Irmgard, RODDEWIG, Nora, SCHNEIDER, Larissa, SIMIC, Marko, STEINBAUER, Karolina, TIPPELT, Gabriele (2012): Onkologie verstehen wissen pflegen, Elsevier GmbH, Urban & Fischer Verlag, München

24. ROILA, Fausto, BALLATORI, Enzo, BORJESON, Sussanne, CLARK-SNOW, Rebecca, DEL FAVERO, Albano, EINHORN, Lawrence, FEYER, Petra, GRALLA, Richard, GRUNBERG, Steven, HERRSTEDT, Jorn, HESKETH, Paul, KAISER, Rolf, KOELLER, Jim, KRIS, Mark, MARANZANO, E., MOLASSIOTIS, Alexander, OLVER, Ian, OSOBA, David, RAPOPORT, Bernardo, TONATO, Mauroizio, WARR, David (2006): Prevention of chemotherapy- und radiotherapy-induced emesis: results of the 2004 Perugia International Antiemetic Consensus Conference, In: Annals of Oncology, 17: 20-28

25. RYAN, Julie, HECKLER, Charles, DAKHLI, Shaker, KIRSHNER, Jeffrey, FLYNN, Patrick, HICKOK, Jane, MORROW, Gary (2009): Ginger of chemotherapy-related nausea in cancer patients: A URCC CCOP randomized, double-blind, placebo-controlled clinical trial of 644 cancer patients, In: Journal of Clinical Oncology, 27: 15s

26. RYAN, Julie, HECKLER, Charles, ROSCOE, Joseph, DAKHIL, Shaker, KIRSHNER, Jeffrey, FLYNN, Patrick, HICKOK, Jana, MORROW, Gary (2012): Ginger (Zingiber officinale) reduces acute chemotherapy-induced nausea: A URCC CCOP study of 576 patients, In: Support Care Cancer, 20 (7): 1479-1489

27. SALOMONSEN, Laila, SKOVGAARD, Lasse, COUR. Soren, NYBORG, Lisbeth, LAUNSO, Laila, FONEBO, Vinjar (2011): Use of complementary and alternative medicine at Norwegian and Danish hospitals, In: BMC Complementary and Alternative Medicine, 11, (4)

28. SITES, Debra, JOHNSON, Nancy, MILLER, Jacqueline, TORBUSH, Pauline, HARDIN, Janis, KNOLES, Susan, NANCE, Jennifer, FOX, Tara, CREECH TART, Rebecca

(2014): Controlled Breathing With or Without Peppermint Aromatherapy for Postoperative Nausea and/or Vomiting Symptom Relief: A Randomized Controlled Trial, In: Journal of PERIANESTHESIA NURSING, ASPAN, American Society of PeriAnesthesia Nursing, Elsevier, Vol. 29, No. 1: 12-19

29. STADELMANN, Ingeborg, HÄRTL-HILLER, Manuela (2015): Aromapflege Praktische Aromatherapie für den Pflegealltag, Stadelmann Verlag, Wiggensbach

30. STEFLITSCH, Wolfgang, BUCHBAUER, Gerhard, BERNATH-FREI, Barbara, BRAUNSCHWEIG, Ruth, BUCHMAYR, Bärbl, DEUTSCH, Evelyn, DORFINGER, Gerda, ENGELHARDT, Gerlinde, FRÜHSAMMER, Rainer, GUDERNA, Robert, HAUSSENER, Erika, HEUBERGER, Eva, KNEDLITSCHEK, Christa, KREUZER, Claudia, LÖSEKE, Eveline, MÜHLBACHER, Harald, REICHLING, Jürgen, REINHART, Andreas, SCHILCHER, Heinz, SCHNEIDER, Ernst, SCHNITZLER, Paul, SCHULTHESS, Brigitte, SPÄTH, Martin, STADELMANN, Ingeborg, TEUSCHER, Eberhard, UHLEMAYR, Ursula, WALTER Bruno, ZILKE, Monika (2013): Aromatherapie in Wissenschaft und Praxis, STEFLITSCH, BUCHBAUER, WOLZ (Hrsg.), Stadlmann Verlag, Wiggensbach

31. TAYARANI-NAJARAN, Z., TALASAZ-FIROOZIE, E., NASIRI, R., JALALI, N., HASSANZADEH., M. M. (2013): Antiemetic activity of volatile oil from Mentha spicata and Mentha x piperita in chemotherapy-induced nausea and vomiting, ecancer 7:290, Online im WWW, unter URL: http://ecancer.org/journal/7/full/290-antiemetic-activity-of-volatile-oil-from-mentha-spicata-and-mentha-piperita-in-chemotherapy-induced-nausea-and-vomiting.php (Zugriff: 16.1.2016)

32. VIDALL, Cheryl, FERNÁNDEZ-ORTEGA, Paz, CORTINOVITS, Diego, JAHN, Patrick, AMLANI, Bharat, SCOTTÉ, Florian (2015): Impact and management of chemotherapy/radiotherapy-induced nausea and vomiting and the perceptual gap between oncologists/oncology nurses and patients: a cross-sectional multinational survey, In: Support Care Cancer, 23: 3297-3305

33. WABNER, Dietrich, BEIER, Christiane, DEMLEITNER, Margret, STRUCK, Dorothee (2012): Aromatherapie, Grundlagen Wirkprinzipien Praxis, 2. Auflage, Wabner, Beier (Hrsg.) Elsevier, Urban & Fischer, München

34. WCRF World Cancer Research Fund International 2012, Online im WWW unter URL: http://www.wcrf.org/int/cancer-facts-figures/worldwide-data (Zugriff: 15.12.2015)

35. ZICK, Suzanna, MACK, Ruffin, LEE, Jullia, NORMOLLE, Daniel, SIDEN, Rivka, ALRAWI, Sara, BRENNER, Dean (2009): Phase II trial of encapsulated ginger as a treatment for chemotherapy-induced nausea and vomiting, In: Support Care Cancer, 17: 563-572

Anhang A Kritische Beurteilung einer Interventionsstudie[101]

	Glaubwürdigkeit
1. Wie wurden die Teilnehmer rekrutiert und den Untersuchungsgruppen zugeteilt?	*Rekrutierung? Randomisierung? Zuteilung?*
2. Wie viele Patienten, die anfangs in die Studie aufgenommen wurden, waren am Ende noch dabei?	*Wurden die Ausfallraten begründet, z. B. Umzug, Tod, Verletzung des Protokolls? Follow-up > 80%?*
3. Waren die Teilnehmer, das Personal und die Untersucher verblindet?	*Wenn nein: wäre eine Verblindung möglich und ethisch vertretbar gewesen?*
4. Waren die Untersuchungsgruppen zu Beginn der Studie ähnlich?	*Geschlecht, Alter, Krankheitsstadium, Bildung, Beruf?*
5. Wurden die Untersuchungsgruppen – abgesehen von der Intervention – gleich behandelt?	*Unwahrscheinlich, dass andere Faktoren die Ergebnisse beeinflusst haben?*
6. Wurden alle Teilnehmer in der per Randomisierung zugeteilten Gruppe bewertet?	*Wechselte kein Teilnehmer die Gruppe? Intention-to-Treat-Analyse?*
7. War die Größe der Stichprobe ausreichend gewählt, um einen Effekt nachweisen zu können?	*Fallzahlberechnung? Signifikante Effekte?*
8. Stehen die Ergebnisse im Einklang mit anderen Untersuchungen auf diesem Gebiet?	
	Aussagekraft
9. Wie ausgeprägt war der Behandlungseffekt?	*z.B. RR, RRR, ARR, NNT? Median, Mittelwert?*
10. Sind die unterschiedlichen Ergebnisse nicht nur auf einen Zufall zurückzuführen?	*p-Wert?*
11. Wie präzise sind die Ergebnisse?	*Konfidenzintervalle?*
	Anwendbarkeit
12. Sind die Ergebnisse auf meine Patienten übertragbar?	*Ähnliche Patienten, ähnliche Umgebung?*
13. Wurden alle für mich wichtigen Ergebnisse betrachtet?	*Nebenwirkungen? Compliance?*
14. Ist der Nutzen die möglichen Risiken und Kosten wert?	*Kostenanalyse?*

Benotung der Glaubwürdigkeit (Bias-Vermeidung):   1 – 2 – 3 – 4 – 5 – 6

http://www.medizin.uni-halle.de/index.php?id=577   V 1.6   nach Behrens, J., & Langer, G. (2010): Evidence-based Nursing and Caring. Hans Huber: Bern.

---

[101] vgl. Behrens & Langer, 2010, zit. n.: http://www.medizin.uni-halle.de/index.php?id=572

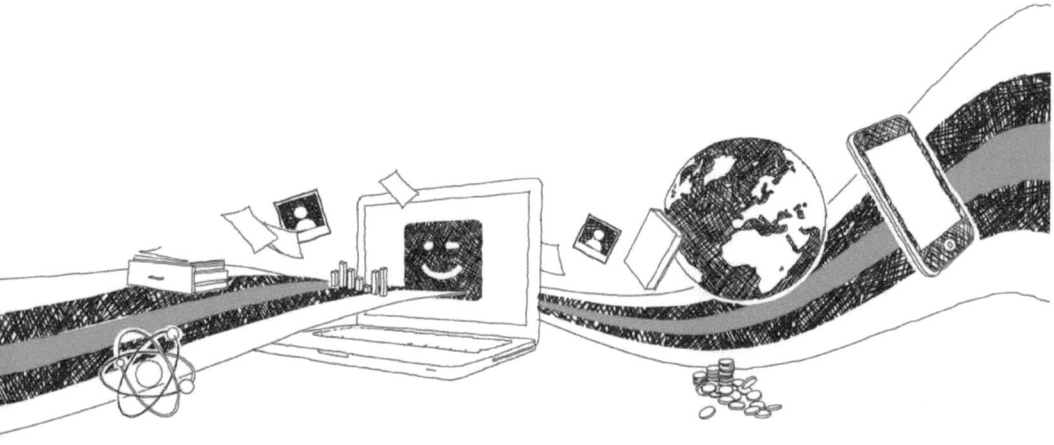
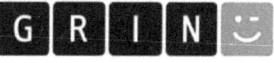